LA

MÉTHODE HOMOEOPATHIQUE

ET LA

MÉDICATION ORDINAIRE COMPARÉES

DANS LE TRAITEMENT

DES FIÈVRES INTERMITTENTES

PAR

LE DOCTEUR ESCALLIER

Ancien interne et lauréat des hôpitaux de Paris,

Lauréat de l'école pratique (premier prix).

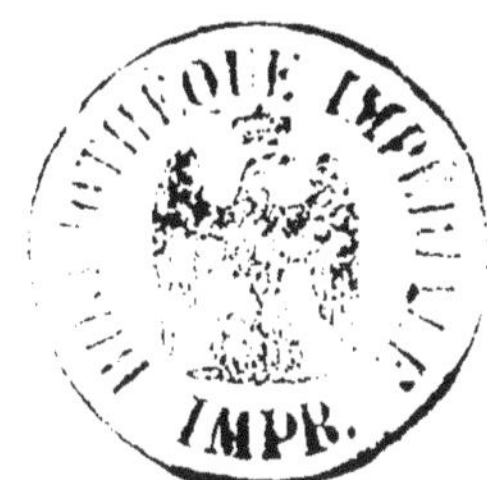

DEUXIÈME ÉDITION.

PARIS

CHEZ J.-B. BAILLIÈRE ET FILS,

LIBRAIRES DE L'ACADÉMIE DE MÉDECINE

Rue Hautefeuille, 19.

<table>
<tr><td>A LONDRES, chez M. H. BAILLIÈRE,
219, Regent-Street;
A MADRID, BAILLY-BAILLIÈRE, Calle
del Principe, 21.</td><td>A NEW-YORK, H. BAILLIÈRE, 290
Broad-Way.
A BRUXELLES, chez M. JOREZ, rue
au Beurre, 16.</td></tr>
</table>

1858

LA MÉTHODE HOMŒOPATHIQUE

ET

LA MÉDICATION ORDINAIRE

COMPARÉES

DANS LE TRAITEMENT DES FIÈVRES INTERMITTENTES.

§ 1. — Partie critique.

S'il est un traitement dont la médecine officielle se montre fière, c'est celui des fièvres intermittentes ; c'est là son grand cheval de bataille, c'est le terrain sur lequel elle se retranche quand elle veut démontrer la puissance de ses ressources thérapeutiques et jeter le gant aux méthodes rivales ; c'est, en un mot, sur ce traitement et sur celui de quelques autres maladies, comme la chlorose et la syphilis, qu'elle combat généralement avec succès (je ne dis pas toujours sans inconvénients), par des remèdes décorés à tort du nom de spécifiques ; c'est sur ces traitements, dis-je, que la thérapeutique officielle appuie surtont ses prétentions à constituer une science positive.

Je viens pourtant la combattre sur ce terrain où elle se croit si forte, et si je démontre que là même tout l'avantage de la lutte reste à l'homœopathie, que faudra-t-il penser de la valeur relative des deux méthodes dans les autres maladies ?

Et d'abord, je puis adresser au traitement ordinaire de la fièvre intermittente, c'est-à-dire à l'emploi des doses massives et répétées du sulfate de quinine en nature, plusieurs reproches auxquels tout praticien consciencieux s'associera, j'en suis sûr. Je vais les énumérer :

Son prix est trop élevé pour les personnes pauvres et pour les administrations, surtout pour les administrations hospitalières. Ce reproche, par lequel je commence, parce qu'il est généralement senti, est le moindre, à mon avis, qu'on puisse adresser à toute médication ; car lorsqu'un remède est supérieur à un autre, il n'est pas de sacrifice que la société ne doive s'imposer pour en procurer les avantages au pauvre, et je dirai du reste, à son honneur, qu'elle le fait avec le plus complet dévouement ; aussi, l'administration de la guerre sait ce que lui coûte le traitement des fièvres, surtout en Algérie ; nos établissements hospitaliers ne l'ignorent pas non plus : le sulfate de quinine constitue, avec les sangsues, la principale dépense, absolue ou relative, de leur budget pharmaceutique. C'est presque uniquement à cause de ce prix élevé, et par des considérations d'économie, que l'Académie impériale de médecine a demandé et demande de tous côtés qu'on lui présente des *succédanés du quinquina*, qu'elle a institué une commission pour examiner la valeur desdits succédanés, et promis des prix à ceux qui paraîtraient susceptibles de détrôner, ou au moins de suppléer le trop cher spécifique de la fièvre intermittente. C'est donc à ce reproche mérité que nous devons la connaissance des succédanés prétendus, bien nombreux déjà, qui ont paru depuis peu de temps sur la scène thérapeutique ; sans cette question d'économie, la plupart des médecins n'auraient pas l'avantage de connaître les vertus fébrifuges, successivement vantées, de l'*arsenic*, de l'*hydroferro-cyanate de potasse* et d'*urée*, du *sel marin*, du *sel ammoniac*, du mélange de *copahu* et de *cubèbe*, du *chloroforme*, de l'*alkékenge*, de l'*adansonia digitala*, du *café*, des *ventouses sèches*, etc. Enfin, cette question d'économie est tellement importante, que, toute seule, elle a mis notre excellent et savant confrère, le frère Espanet, sur la voie de l'homœopathie ; c'est dans ce but si intéressant pour une pauvre communauté , qu'il a voulu voir si la trituration pouvait suppler à la quantité : il reconnut ainsi qu'un gramme d'une poudre contenant *cinq centigrammes* seulement de sulfate de quinine, trituré pendant une heure avec quatre-vingt-quinze grammes de sucre de lait, produisait les mêmes effets thérapeutique que *un gramme* de sulfate de quinine en nature. « Le succès, dit-il, dépassa mon attente ; la grande question d'économie que je m'étais posée depuis huit ans me paraissait donc résolue... Déjà alors les dépenses de notre pharmacie se réduisirent de quatre-vingt-dix pour cent... Ce n'était point là encore une dose infinitésimale... Alors je me tournai avec quelque confiance vers Hahnemann , car je savais qu'il avait commencé par les doses ordinaires, et que l'expérience l'avait conduit à ses doses infinitésimales... » (*Clinique médicale homœopathique de Staouëli pendant l'année* 1850, page 72.)

Le second reproche adressé avec une justice généralement reconnue au sulfate de quinine, c'est qu'il irrite d'une manière souvent fâcheuse les voies digestives. Certains estomacs répugnent à une dose, même légère, de ce médicament; d'autres ne peuvent en supporter la quantité nécessaire pour la guérison ; mais surtout, chez presque tous les malades dont la fièvre trop rebelle a nécessité l'augmentation et la répétition un peu prolongée des doses, on voit survenir des troubles variés , surtout du côté des voies digestives, comme vomissements, gastralgie, diarrhées, sans parler d'autres accidents, comme la dysurie, la céphalalgie, le prurit, la surdité, etc. (1)

Un troisième reproche que, de l'avis de tout le monde, il est permis d'adresser au sulfate de quinine, considéré comme le spécifique absolu de la fivre intermittente, c'est que, assez souvent, plus souvent même qu'on ne le croit,

____

(1) Voir mon Mémoire intitulé : *Traitement comparé du Rhumatisme articulaire aigu.*

ce médicament ne la guérit pas, ou du moins ne la guérit que pour peu de temps; il la suspend, et voilàtout. Il est rare qu'en effet le sulfate de quinine, surtout à doses élevées, n'agisse en aucune manière sur la fièvre, quand même il ne la guérit pas : tantôt alors il la coupe momentanément, tantôt il en modifie la forme, les accès, la marche; ces deux résultats sont dus à l'action énergique du médicament qui n'agit plus alors comme moyen curatif direct, mais comme moyen perturbateur. Ces cas sont encore assez nombrenx; j'en appelle au praticien qui exerce en Algérie, à Rome ou dans les contrées marécageuses de la France.

Or, quand il aura reconnu l'insuffisance du sulfate de quinine, que fera le médecin qui ne possède pas les ressources de la méthode homœopathique? Quel guide la médecine officielle va-t-elle lui offrir? de quel côté va-t-il se tourner? Il faut avouer qu'il se trouve bien embarrassé. Originaire d'une contrée où règne d'une manière endémique la fièvre intermittente, je parle par expérience, *de visu*. Oui, je le répète, l'embarras du praticien est excessif, l'ennui du malade peut seul l'égaler; mais, enfin, il faut qu'il agisse. Il se rappelle alors, d'une manière vague, que tel auteur a vanté l'arsenic dans le traitement de la fièvre, sans plus de détails; il sait que tel compère, dans le pays, a un secret pour couper les fièvre avec une petite poudre blanche : et il soupçonne que cette poudre pourrait bien aussi renfermer de l'arsenic; il fouille dans ses souvenirs et il cherche dans ses livres, dans ses journaux, quels sont les remèdes nombreux qui ont été préconisés comme succédanés du quinquina, et, alors, s'abandonnant au plus triste empirisme, il essaie tous ces moyens les uns après les autres, il entremêle généralement leur emploi de vomitifs et de purgatifs; il fatigue, en un mot, son malade sans pouvoir le guérir (excepté dans les cas où l'arsenic, ce puissant fébrifuge, se trouve par hasard indiqué). Après un essai infructueux de ces remèdes, il ne lui reste plus qu'à conseiller à son malade de se reposer, de changer d'air, et c'est encore le meilleur parti qu'il puisse prendre pour éviter la cachexie paludéenne et les accidents variés inhérents à l'emploi prolongé des médicaments actifs à haute dose. Mais, en vérité, est-ce là de la science, et la médecine officielle est-elle bienvenue, pour montrer l'excellence de de sa thérapeutique, à mettre toujours en avant le traitement si positif de la fièvre intermittente ?

En réalité, voilà ce qui est vrai : ce traitement est souvent positif comme résultat, en ce sens que le hasard a donné la connaissance d'un médicament qui guérit dans un grand nombre de cas (1) ; mais, en principe, il est aveugle, car quelle boussole est-ce que le hasard ? Aussi, quand ce médicament ne guérit pas dans un cas donné, le traitement de la fièvre, entre les mains de l'allopathie, devient-il ce qu'il y a de moins positif, de plus déplorable, de plus empirique.

Après ce reproche déjà assez grave d'insuffisance adressé à la thérapeutique ordinaire de la fièvre intermittente, il m'en reste à justifier un autre que je considère comme le plus grave, par cette raison qu'il vaut mieux ne rien faire que de faire du mal. Et ici, j'entends le médecin se récrier vivement : l'accuser de faire du mal quand il s'agit du traitement d'une maladie qu'il guérit le plus ordinairement !

J'ai déjà dit que, même quand il guérissait la fièvre, le sulfate de quinine à forte dose occasionnait souvent des accidents du côté du tube digestif ; mais ces accidents sont souvent légers, et, d'ailleurs, de deux maux il faut choisir le moindre ; ce n'est donc pas de ces cas qu'il s'agit quand je viens reprocher à la thérapeutique ordinaire d'aggraver quelquefois l'état des fébricitants. Je veux parler de ces

---

(1) On voit, d'après ces paroles, que la méthode homœopathique ne nie en aucune façon l'efficacité du sulfate de quinine dans le plus grand nombre de cas de fièvre intermittente ; seulement, comme on le verra plus loin, elle détermine ces cas.

fièvres assez nombreuses encore qui ont eu le malheur (je
me sers à dessein de cette expression) d'être coupées momentanément ou modifiées dans leur marche par l'emploi
du sulfate de quinine.

Je regarde , en effet , comme un danger , ce que la
plupart des médecins considèrent comme une vertu
de ce médicament : c'est que, employé surtout à doses
un peu élevées, il reste rarement , comme je l'ai dit ,
sans action sur une fièvre intermittente ; il la suspend au
moins, quand il ne la guérit pas. En effet, le praticien
qui voit la fièvre momentanément coupée, ou notablement
modifiée dans ses symptômes, dans son allure, croit de la
meilleure foi du monde qu'il y a eu, de la part du médicament, une action curative, mais *insuffisante*; naturelle-
ment il s'empresse d'en augmenter les doses, de les administrer coup sur coup; la fièvre est de nouveau coupée :
craignant son retour, il croit prudent de le prévenir par
une administration soutenue de doses médicamenteuses
plus faibles. Qu'arrive-t-il alors? Malgré tant de précautions,
plus tôt ou plus tard, le malheureux médecin et le malheureux malade voient reparaître la fièvre ; il est vrai que,
généralement, elle n'est plus absolument semblable à ce
qu'elle était, elle s'est modifiée: un de ses stades manque
ou est incomplet, leurs formes et leur succession sont moins
précises, le type n'est plus le même; au lieu d'être quoti-
dien ou tierce, il est double tierce, quarte, hebdomadaire,
irrégulier ; cette fièvre offre en outre certains phénomènes
nouveaux que l'on n'avait pas jusque-là remarqués. Dans
l'intervalle des accès, le malade est beaucoup plus fatigué
qu'autrefois, il éprouve des souffrances variées, courbature,
céphalalgie, bourdonnements d'oreilles, tiraillements dans
les extrémités, amertume de la bouche, grande sensibilité
au froid, etc. Si le praticien, mal inspiré, ne sait pas s'ar-
rêter dans cette voie trompeuse où il croit que la fièvre fuit
devant l'insuffisance des doses médicamenteuses, s'il veut
poursuivre le mal rebelle avec les mêmes moyens, c'est-à-

dire avec le sulfate de quinine, ou plutôt, ce qu'il fait généralement alors, avec des préparations variées de quinquina, il parvient presque toujours à couper les accès, mais il n'obtient qu'une transformation et une aggravation de la maladie ; l'intermittence a disparu, mais pour faire place à la rémittence ou à la continuité des symptômes ; le malade n'a plus la fièvre, cela est vrai, mais je lui souhaiterais franchement de l'avoir encore : il est tombé, en effet, dans un état beaucoup plus grave, parce qu'il est continu, parce qu'il affecte toute l'économie et qu'il l'affecte très profondément, parce qu'il est de nature complexe : *cachexie paludéenne* et *cachexie quinique* ; c'est-à-dire, que l'affection paludéenne a continué son cours et a acquis sa forme la plus grave, malgré le traitement qui lui a été opposé, et que, précisément parce qu'elle a été traitée, elle a le malheur d'être compliquée d'une affection médicamenteuse.

Veut-on le tableau de cet état cachectique ? Il n'est malheureusement pas inventé ; sa vérité sera facilement reconnue par le praticien qui exerce dans nos contrées marécageuses, par l'officier de santé militaire qui réside dans notre colonie africaine, par les médecins de Paris qui ont eu l'occasion de traiter de malheureux colons revenus d'Afrique à Paris depuis 1849, en proie aux accidents variés de cette double cachexie. Pour donner à ce tableau, en quelque sorte, plus d'authenticité, j'en emprunte les principaux traits à trois observations rapportées et guéries par le frère Espanet (*Op. citat.*, p. 173-180) : la soixante-quatrième, celle de M. B..., habitant de Chiragas, atteint de fièvre depuis cinq mois et dont l'état s'aggravait chaque jour, quoiqu'il eût pris beaucoup de sulfate de quinine d'abord et de l'arsenic en dernier lieu ; la soixante-sixième, du frère N..., atteint de fièvre depuis quinze mois, qui avait tant abusé du quinine qu'il éprouvait beaucoup de répugnance à en prendre de nouvelles doses, d'autant plus que chaque dose nouvelle produisait sur lui une diarrhée de plusieurs jours avec colique et ténesme, lui enlevait l'appétit, l'étourdissait et le retenait au lit ; la soixante-septième, du condamné B..., atteint, depuis six mois, d'une fièvre pour laquelle il avait consommé une boîte de pilules de quinine, de *vingt grammes.*

Chez ces malheureux , on observait les symptômes suivants : « Faiblesse extrême et marche vacillante ; douleurs déchirantes, crampes, torpeur dans les membres inférieurs ; peau flasque, sèche, douloureuse et jaunâtre ; œdème des extrémités, bouffissure et teinte terreuse de la face ; céphalalgie vertigineuse avec pression et pulsations aux tempes, principalement dans la soirée ; bouche pâteuse, renvois fades, dyspepsie, embarras aux hypochondres avec ballonnement et sensibilité du ventre ; enflure considérable de la rate qui est dure et descend dans la fosse iliaque ; assez souvent ascite ; coliques fréquentes avec selles diarrhéiques et quelquefois lienterie ; pouls fréquent et faible ; tous les soirs accélération et élévation du pouls avec chaleur à la tête et exaspération de tous les symptômes ; palpitations et dyspnée ; sentiment de froid interne ; urines abondantes et claires ; sommeil agité avec rêves fatigants et réveil difficile. » Ce tableau, je le retrouve chez deux malades que j'ai observés et guéris de cet état cachectique : une femme arrivant d'Afrique et fébricitante depuis plus de huit mois ; un homme des environs de Paris, malade depuis dix ans que la fièvre avait envahi son village, ayant usé et abusé de toutes les préparations de quinquina et dont l'observation se trouve à la fin de ce travail. Maintenant, je le demande, n'ai-je pas dit avec raison que le traitement par le sulfate de quinine à hautes doses, outre l'inconvénient de son insuffisance, avait quelquefois celui d'être dangereux ?

§ II. — Partie dogmatique.

I.

Il me semble actuellement bien démontré que le traitement ordinaire de la fièvre intermittente, fondé sur la

spécificité exclusive et absolue du quinine, offre au moins
de très grandes imperfections; que les objections les plus
graves peuvent lui être adessées, et qu'il est difficile de
s'expliquer l'admiration dont il est généralement l'objet et
l'orgueil qu'il inspire, à moins que ce ne soit en considé
rant l'imperfection plus grande encore du traitement allopathique des autres maladies.

J'espère qu'il me sera facile maintenant de prouver que
la méthode de Hahnemann, appliquée au traitement de ces
fièvres, ne mérite aucun des reproches que j'ai adressés à
la médication ordinaire; que non seulement elle guérit
sans dangers ou inconvénients graves, et avec une notable économie, mais qu'elle guérit comme on veut être
guéri : *tutò, citò et jucundè;* que, par conséquent, sa supériorité, même dans le traitement de la fièvre intermittente,
est incontestable.

Et d'abord, l'homœopathie revendique pour elle, pour
son principe, les guérisons de fièvre intermittente opérées
avec le quinquina, comme celles qui l'ont été avec l'arsenic ou le chlorure de sodium. C'est, en effet, de la similitude constatée par l'expérience et l'observation des effets
physiologiques et des propriétés fébrifuges du quinquina,
que notre maître, Samuel Hahnemann, s'est élevé à la
grande loi de l'homœopathie en thérapeutique; depuis lors,
l'expérimentation physiologique et l'observation des faits
cliniques ont mille fois confirmé cette vérité. La preuve
principale de ce que j'indique se trouve dans les procès-
verbaux d'expérimentations physiologiques dont le dépouil-
lement a servi à Hahnemann pour constituer la matière
médicale du quinquina; mais on pourrait incriminer cette
source, pourtant si véridique. Je vais donc m'en tenir aux
citations suivantes :

1º Dans un travail présenté à l'Académie des sciences par
M. Chevalier, le 7 octobre 1850, travail intitulé : *Essai
sur la santé des ouvriers qui s'occupent de la préparation
du sulfate de quinine, et sur les moyens de prévenir les ma-*

ladies auxquelles ils sont sujets, on trouve (je cite textuellement) : « que M. Zimmer, fabricant de sulfate de quinine à Francfort, a reconnu que les ouvriers employés à la pulvérisation du quinquina dans sa fabrique étaient atteints d'une fièvre particulière qu'il désigne par le nom de fièvre de quinquina (*china fieber*). »

2° Dans le *Traité des Phrénopathies* du docteur J. Guislain, publié à Bruxelles en 1835, on lit, p. 49 : « Dans l'aliénation mentale, le sulfate de quinine, administré à haute dose à l'époque où l'intermittence n'est plus sensible, *rend non seulement le type, de continu qu'il était, intermittent,* mais fait, qui plus est, changer le mouvement réactif *en véritable fièvre intermittente, caractérisée par des périodes de froid, de chaleur et d'exhalation cutanée.* »

3° Le docteur Ed. Auber dit dans le *Journal hipvocratique,* mars 1840, p. 431 : « M. Piorry nie formellement que le sulfate de quinine produise la fièvre intermittente chez les individus sains. Quelque singulier que paraisse cet effet, nous pouvons *assurer* en avoir *vu* plusieurs exemples, et nous sommes heureux de pouvoir citer à l'appui de notre assertion l'autorité de M. Gœdorp, un de nos médecins militaires les plus distingués. Il résulte des expériences que ce médecin a faites sur lui-même, que le sulfate de quinine provoque sur un individu sain, de *véritables accès de fièvre intermittente.* » Ce n'est pourtant pas là un homœopathe qui parle.

4° On lit dans la soixante-neuvième observation du frère Espanet : « ..... Je voulus continuer ces essais (dans le but de prévenir la fièvre) avec des globules imprégnés d'une dilution de *china.* J'en donnai trois dans une cuillerée d'eau le soir, trois heures après le souper, à un vieillard qui n'avait pas eu la fièvre depuis dix-huit mois, qui se portait bien, à l'exception d'une hernie qui le fatiguait beaucoup. Ce vieillard ignorait, et tous mes Frères ignoraient, que j'eusse de tels médicaments. Je cachais mes essais, afin de rejeter l'homœopathie sans bruit et sans confusion en cas qu'elle se fût trouvée impuissante. Le malade croyait prendre un remède contre ses flatulences. Quel fut mon étonnement quand il m'apprit le lendemain qu'il avait eu un accès de fièvre au milieu de la nuit, qu'il s'était éveillé avec des *frissons chauds suivis de grande chaleur, d'agitation et d'une sueur profuse*, mais courte, après laquelle il s'était endormi ! Mais cela n'avait rien fait contre ses vents. Je lui donnai *nux vom.* pour cette infirmité. Ce médicament eut un effet merveilleux. Pour pousser plus loin mon expérience, je donnai tantôt *china*, tantôt *nux vom.*, sans régularité dans l'alternance, pour lui laisser ignorer complétement lequel je lui donnais ; mais il appréciait parfaitement les médicaments à leurs effets. Et cependant c'était si peu de chose que ces remèdes ! » (*Op. cit.*, p. 183.)

5° En administrant, dans ma pratique, les diverses dilutions de *china*, j'ai eu, comme plusieurs de mes confrères, l'occasion d'observer souvent de véritables accès fébriles, plus ou moins complets, déterminés par la prise de ce médicament, et cessant avec lui. Ainsi, je donnai, le 9 mars 1850, à mademoiselle S..., délicate, souffreteuse, manquant d'appétit, et affectée de constipation opiniâtre, *china*, trois globules de la 12e dilution dans cent vingt grammes d'eau, une cuillerée par jour. Le 18, elle m'apprend que, toute la semaine, elle a éprouvé dans la matinée, et à la même heure, ce qu'elle n'avait jamais ressenti : des frissons suivis de soif, de chaleur et de somnolence, avec une faiblesse excessive. *Veratrum et calcar.*, furent administrés ensuite, et la fièvre disparut. Quelques mois plus tard, le 4 septembre, je crus devoir, à cause de nouveaux symptômes, lui donner de nouveau *china*, quatre globules de la 12e dilution dans cent vingt grammes d'eau, une seule cuillerée par jour ; dès les premières cuillerées, les mêmes accès fébriles se sont montrés chaque jour, et je dus faire cesser la potion. Une autre dame, madame P..., habitant Bercy, a éprouvé à deux reprises les mêmes effets de la 6ᵉ dilution de *china* (1).

Les citations que je viens de faire, rapprochées des résultats de l'expérimentation physiologique consignées dans la *Matière médicale* de Hahnemann, prouvent d'une manière incontestable, il me semble, que le *sulfate de quinine*, ce médicament tant adoré, tant vanté par les allopathes dans le traitement de la fièvre, ne guérit cette fièvre que parce qu'il réalise le principe homœopathique. Je pourrais faire les mêmes observations pour l'*arsenic*, quand il guérit. Or, j'ai démontré plus haut que, en dehors des résultats positifs obtenus souvent par le *sulfate de quinine*, et plus rarement par l'*arsenic*, le traitement allopathique des fièvres intermittentes n'offre plus que confusion, indécision, empirisme et danger.

Il reste donc acquis à la discussion que *l'homœopathie a le droit de revendiquer tout ce qu'il y a de bon et de vraiment utile dans la thérapeutique ordinaire des fièvres;* je demanderai alors ce qui reste aux méthodes contraires.

Toutefois, la méthode homœopathique ne veut pas accepter complétement comme siens les résultats de l'emploi, même suivi de succès, du *sulfate de quinine* en nature; elle revendique seulement le principe, mais elle rejette à la fois et l'indication et le mode d'administration; en effet, l'indication de ce médicament, pour le médecin allopathe, c'est l'empirisme, c'est la connaissance qu'il a de l'action ordinairement curative du quinquina dans les fièvres d'accès en général. Le mode d'administration, j'en ai montré tout au long les inconvénients.

---

(1) Il est bien entendu que de pareils effets d'une dilution hahnemanienne de *china* ne s'observent que chez certains sujets doués d'une remarquable impressionnabilité.

Le médecin homœopathiste, au contraire, tire l'indication de l'emploi du quinquina, comme celle de tous les médicaments qu'il prescrit, de la loi de similitude; il a une règle positive, basée sur l'expérimentation scientifique, et non sur un aveugle hasard; l'indication trouvée, il administre le médicament aux doses les plus variées, depuis la teinture-mère ou la substance même jusqu'à la 30e dilution, en fractions de gramme, en gouttes ou en globules.

En agissant ainsi, il évite d'abord les deux inconvénients que j'ai reprochés au sulfate de quinine quand il guérit : le prix trop élevé, l'action nuisible qu'il a sur les voies digestives et sur le reste de l'économie; mais, de plus, je dis qu'il guérit généralement mieux, qu'il coupe la fièvre plus promptement et plus sûrement. On s'en convaincra facilement à la lecture de la *Clinique homœopathique de Staouëli;* on y voit avec quelle merveilleuse rapidité les poudres quiniques et arséniques d'abord, puis les gouttes et les globules des diverses dilutions de *china* et *arsenic*, triomphent d'accès fébriles souvent anciens, dans les cas même où le sulfate de quinine en nature avait été employé sans succès; que l'on consulte, en particulier, les observations soixante-dix, soixante et onze et soixante-douze. Aussi notre honoré confrère déclare-t-il qu'il a maintenant à peu près abandonné même les médicaments atténués, comme les poudres quiniques et arséniques; il n'emploie généralement *china* et *arsenic* qu'à des dilutions variant de la 12e à la 30e; il déclare que, dans toute l'année 1850, il n'a donné que onze doses de sulfate de quinine en nature au lieu de quinze cents. En agissant ainsi, il a, dit-il, guéri plus promptement et toujours sûrement, puisqu'il n'a vu aucune fièvre traitée par les doses hahnemanniennes se transformer et aboutir à la cachexie paludéenne; et pourtant les malades restaient bien soumis à la même influence. Les observations remarquables communiquées récemment à la *Société gallicane de médecine homœopathique* par un de ses honorables correspondants, M. Decrand, confirment pleinement les résultats du frère Espanet. Quand le quinquina est bien indiqué, on voit, dans ces observations, la fièvre définitivement coupée avec quelques globules d'une dilu tion élevée de ce médicament.

J'ai moi-même radicalement guéri, avec une goutte de *china* 5ᵉ dilution, une névralgie intermittente, déjà ancienne, que le sulfate de quinine modifiait seulement, sans la guérir; malheureusement, je n'avais pris sur ce fait que des notes qui se sont égarées. Le 9 août 1851, un de mes clients, M. R..., en traitement pour une affection catarrhale à la vessie, vient m'annoncer, que depuis trois jours, il est pris tous les matins, à huit heures, d'une douleur lancinante dans l'arcade sourcilière droite, jusqu'à trois heures de l'après-midi; en même temps que la douleur disparaît, il ressent dans l'intérieur du crâne une sorte de ballottement, comme s'il y avait de l'eau. Il y a dix ans, il a eu à Paris plusieurs accès de fièvre intermittente, qui ont été arrêtés par le sulfate de quinine. Je prescris *china* 5ᵉ dilution, une goutte dans cent vingt grammes d'eau, à prendre par cuillerées à bouche en deux jours. Le lendemain, 10 avril, la douleur se montre, mais beaucoup moins vive; le 11, elle ne paraît pas, et depuis lors elle ne s'est pas renouvelée. Le jour même où j'écris ces pages, je vois revenir auprès de moi tout radieux un malade, M. A..., dégraisseur, âgé de trente-huit ans, qui était venu me trouver il y a deux jours pour être traité d'une névralgie violente qui lui martelait (c'est son expression) le côté gauche de la tête depuis six jours, à partir de huit heures du matin jusqu'à trois heures après-midi. Hier, il a ressenti plutôt un malaise qu'une véritable douleur, et aujourd'hui il n'a rien éprouvé du tout. Et qu'a-t-il pris ? quatre globules de la 6ᵉ dilution de *china*. Je le demande, aurait-on pu espérer mieux d'un gramme de sulfate de quinine? Et notez ici que l'on prescrit généralement contre l'affection intermittente névralgique des doses plus élevées que contre la fièvre intermittente proprement dite. Du reste, je ne veux pas dire qu'il ne soit pas bon et même nécessaire, dans certains cas et chez certains sujets, de descendre à des dilutions plus basses et aux doses pondérables représentées par la poudre du docteur Espanet : je dirai même que chez le plus grand nombre, surtout dans les contrées marécageuses, *quand l'indication homœopathique du sulfate de quinine existe positive*, il convient d'administrer tout d'abord la substance même diluée au dixième ou mixte, à la dose de quelques centigrammes.

De tout ce que je viens de dire, il résulte que si l'action homœopathique du sulfate de quinine, action méconnue des allopathes, explique leurs succès dans le traitement des affections intermittentes, l'emploi de ce médicament, d'après les indications qui servent de guide aux médecins homœopathistes et avec le mode d'administration qui leur est particulier, donne des résultats aussi sûrs, et exempts de toute espèce d'inconvénients. J'ajouterai que le quinquina ainsi préparé et administré ne produisant d'effet sur la fièvre que lorsqu'il est homœopathique aux accès qui la constituent, on ne voit pas, comme sous l'influence des perturbations occasionnées par l'emploi de sulfate de quinine à haute dose, une fièvre à laquelle il n'est pas homœopathique, coupée en apparence, c'est-à-dire suspendue, puis revenant transformée, de plus en plus rebelle, comptant chaque fois de nouveaux symptômes dus à l'action propre du remède; on ne voit plus se développer cette terrible maladie quinique, greffée sur l'affection paludéenne, cette double cachexie, qui devient rebelle au traitement les mieux indiqués et qui réclame avant tout l'emploi des antidotes du quinquina afin de démasquer la vraie physionomie de la maladie paludéenne.

II.

Établissons maintenant que, dans les cas encore nombreux de fièvres intermittentes que le quinquina ne guérit

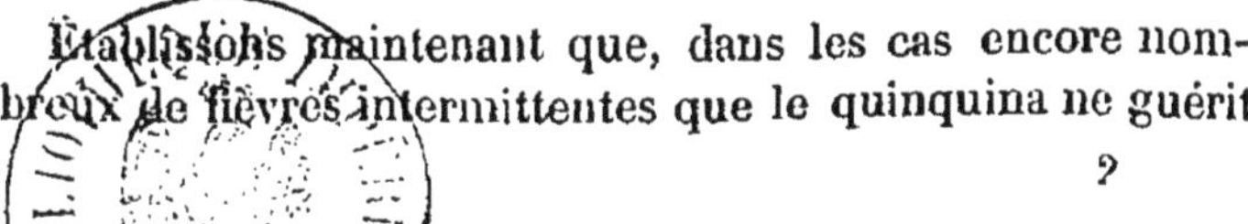

pas (je parle de guérisons réelles, promptes et durables, et non des suspensions, des transformations du mal), alors que le médecin allopathe s'abandonne à tous les hasards de l'empirisme, l'homœopathie fournit des moyens simples, prompts et certains pour arriver à la guérison.

En effet, la matière médicale homœopathique, cette œuvre magnifique de Hahnemann, enrichie des travaux de ses élèves et de ses successeurs, nous fournit la connaissance de nombreux médicaments qui ont la propriété de produire sur les personnes en bonne santé des accès variés de fièvre intermittente; or, d'une part, nous trouvons dans ces phénomènes, résultant de l'expérimentation physiologique, des formes très-nombreuses et très-variées d'accès intermittents; d'autre part, l'observateur attentif découvre également dans les diverses épidémies et endémies paludéennes les formes d'accès fébriles les plus diverses. Tantôt les trois stades, froid, chaleur et sueur, sont parfaitement distincts; tantôt ils se confondent; tantôt l'un d'eux ou deux sur trois manquent; la soif existe quelquefois pendant le froid seulement, plus souvent pendant la chaleur, d'autres fois dans leurs intervalles ou pendant toute la durée des deux stades; enfin, il y a des différences entre eux sous le rapport des souffrances accessoires : céphalalgie, vertiges et accidents nerveux, symptômes gastriques, bilieux, intestinaux, oppression, palpitations, prurit, etc. Il faut aussi tenir compte des symptômes qui existent avant et après les accès ou dans leurs intervalles.

Eh bien! la loi homœopathique permet immédiatement au disciple de Hahnemann, qui possède à la fois la connaissance de la matière médicale, le tact de l'observation et la sûreté du diagnostic, de trouver et d'appliquer à coup sûr le vrai fébrifuge dans tout cas donné. C'est ainsi que nous trouvons l'indication du *china* dans tous les cas où le hasard permet au médecin allopathe de guérir radicalement avec le sulfate de quinine; c'est ainsi que nous trouvons la contre-indication de *china* dans les cas où le sulfate de quinine ne donne jamais de guérison réelle; et au contraire, dans ces mêmes cas, l'indication de l'*arsenic*, du *sel marin*, du *cédron*, de l'*ipeca*, de la *noix vomique*, du *veratrum*, du *poivre*, du *charbon végétal*, etc.

Remarquez maintenant que plusieurs des médicaments que je viens d'énumérer ont été, dans certains cas, employés avec succès par les médecins étrangers de notre école; que plusieurs d'entre eux, entre autres l'*arsenic*, le *sel marin*, le *poivre*, ont été et sont encore considérés par plusieurs médecins comme d'excellents fébrifuges (toujours en général, bien entendu); on peut consulter à cet égard les séances de l'Académie à l'affût des *succédanés* du *quinquina*, et aussi le traité de thérapeutique de MM. Trousseau et Pidoux. Mais remarquez aussi que la plupart des autres médecins déclarent que dans les mêmes médicaments ils n'ont constaté aucune vertu fébrifuge, qu'ils n'ont obtenu que des insuccès par leur emploi.

La raison de cette contradiction est bien simple : tous ces messieurs sont de bonne foi et tous ont raison comme tous ont tort : ceux qui ont guéri avec les médicaments que je vient d'indiquer n'ont pas remarqué l'homœopathicité des remèdes avec la forme des accès, et ils ont conclu à la spécificité générale de leurs médicaments; ceux qui ont échoué n'ont pas reconnu la non-homœopathicité des mêmes médicaments avec les formes d'accès qu'ils ont eu à traiter, et ils ont conclu à l'absence complète d'action des médicaments donnés comme spécifiques. Ainsi, la loi homœopathique met les combattants d'accord et rend à chacun d'eux plus de justice qu'ils ne s'en rendent eux-mêmes entre eux.

Mais n'est-ce pas le cas de remarquer où conduisent, dans l'étude d'une science, dans la pratique d'un art, l'absence de règle, le hasard, l'empirisme? lutte continuelle, succession de contradictions, découvertes tour à tour triomphantes et oubliées, incertitude absolue, confusion; c'est encore, comme au temps de Bichat, la vérité sur la thérapeutique de nos adversaires.

Quels principes trouve-t-on, quelles indications, quelle sûreté de pratique pour l'emploi de l'arsenic dans les phrases suivantes de M. le docteur Boudin (*Traité des fièvres*, 1842, p. 282)? « Toutefois il serait difficile, dès à présent, dit-il, de préciser les circonstances dans lesquelles il convient d'employer de préférence la *quinine*. Pour mon compte, j'ai l'habitude de commencer toujours par l'*arsenic*. » Le docteur Espanet, après avoir cité cette phrase, ne peut s'empêcher, malgré toute la charité qui l'anime, de dire : « Voilà de la thérapeutique à tort et à travers, ou je n'y entends rien. » Plus loin, M. Boudin ajoute : « Mais la spécificité médicale de l'*arsenic* est-elle réellement subordonnée, comme le pense Hahnemann, à la loi de l'homœopathie? En d'autres termes, le médicament administré à l'homme sain est-il susceptible de produire tous les phénomènes pathologiques dont il opère sur l'homme malade la curation (p. 295)? » Voilà la question posée; vous pensez que M. Boudin va chercher à la résoudre; il entrevoit la vérité, vous pensez qu'il va la découvrir; pas du tout, il s'arrête. Ce serait vraiment miracle qu'avec une pareille manière d'agir on arrivât au moindre résultat scientifique.

Il est curieux de noter les indications que donnne M. le professeur Piorry, pour l'emploi du sel marin comme fébrifuge, dans son rapport à l'Académie de médecine, séance du 27 janvier 1852 : « 1º L'absence de sulfate de quinine; 2º l'économie pour les administrations et pour les malades pauvres; 3º le refus que fait le malade de prendre la quinine; 4º l'action évidemment toxique de la quinine sur certains sujets; 5º l'emploi inutile de la quinine, surtout quand elle n'arrive plus à provoquer la diminution de la rate (pourquoi n'ajoute-t-il pas quand elle provoque son augmentation?); 6º la simplicité des accès. » Puis il ajoute : « Tout porte à croire qu'il y a des nuances à établir entre le mode d'action du sulfate de quinine et celui du sel marin; plus tard il pourra arriver que l'on distinguera nettement les cas dans lesquels le chlorure de sodium doit être préféré aux sels de quinine et réciproquement. Jusqu'à présent on l'ignore d'une manière complète. » Et voilà la science que parle un membre de l'Académie, la science qu'enseigne un professeur de la Faculté de Paris! Je n'ai pas besoin de répondre à ces singulières conclusions, qui du reste ont été très-justement et vertement flagellées par mon confrère et ami, le docteur Leboucher, dans un travail lu à la Société gallicane de médecine homœopathique.

Mais on est plutôt trahi par les siens, dit le proverbe; la preuve en est dans les phrases suivantes échappées à la plume d'un spirituel chroniqueur, le docteur Munaret, phrases qui renferment la plus sanglante des critiques et énoncent en riant la plus grande vérité : « Il y a quelques jours, dit-il, je fis la rencontre d'un autre médecin de Bourg, et, comme la fièvre intermittente règne endémiquement dans les campagnes marécageuses de la Bresse, je lui demandais s'il avait expérimenté le chlorure de sodium *pendant qu'il guérissait.* — Ne m'en parlez pas, me répondit-il ; je suis dans le cas de faire le voyage de Paris pour me donner la satisfaction de prouver à M. le professeur P... que le sel n'est bon qu'à la soupe, et à... l'Académie. En effet, des douze ou quinze *fébricitants* que le docteur H... a voulu *saler,* pas un n'a guéri et tous l'ont quitté. De tels mécomptes se répètent trop souvent; c'est un malheur; car, outre qu'ils sont préjudiciables au malade et au médecin, ils ébranlent la confiance scientifique, sans laquelle l'expérience générale ne serait plus qu'un mythe, et le progrès qu'un mot en sept lettres. » (Docteur Munaret, *Abeille médicale,* 16 avril 1842, p. 114.) Le spirituel journaliste, après avoir dit que de tels mécomptes se répètent souvent et sont un malheur, n'indique ni ne cherche de remède à ce malheur. Le travail que je fais pourra lui en indiquer un, si, en le voyant, il ne se contente pas de dire, comme dans sa chronique du mois de janvier dernier en

constatant la naissance de plusieurs ouvrages d'homœopathie dans le cours de l'année 1851 : « Cela prouve que l'homœopathie *meurt, mais ne se rend pas.* » S'il avait lu ces
ouvrages, il se serait aperçu très-certainement que l'homœopathie ne meurt pas plus qu'elle ne se rend,
qu'elle est, au contraire, en pleine vie, et qu'elle se dé-
veloppe vigoureusement, parce qu'elle possède un principe
fécond, c'est-à-dire, ce qui manque précisément à la thérapeutique dont il déplore si cruellement les tristes résultats.

On doit voir maintenant que l'expression de *succédanés*
du *quinquina*, donnée aux médicaments fébrifuges autres
que le quinquina, est l'expression la plus fausse possible;
elle révèle l'erreur la plus fondamentale en thérapeutique;
le quinquina n'est pas plus que tout autre médicament le
spécifique de la fièvre intermittente; il guérit, il est spécifique, si l'on veut, dans les cas où il est homœopathique, et
ces cas sont, il est vrai, les plus nombreux; mais les médicaments que j'ai cités plus haut et beaucoup d'autres
sont tout aussi fébrifuges, tout aussi spécifiques que lui;
dans les formes fébriles auxquelles ces remèdes sont homœopathiques, ils sont seuls spécifiques et le quinquina ne
l'est plus; il ne pourrait pas plus les remplacer dans ces
cas qu'ils ne pourraient le faire eux-mêmes dans les cas qui
réclament l'homœopathicité du quinquina.

§ III. — Partie pratique.

Après avoir adressé de graves et justes reproches au
traitement ordinaire des fièvres intermittentes; après avoir
dogmatiquement établi que la méthode de Hahnemann est
à l'abri de ces divers reproches, qu'elle détermine les véritables indications thérapeutiques et fournit des moyens
sûrs, prompts, agréables et peu coûteux de les remplir, il

me reste à montrer, dans l'application, a vérité de ce que j'ai avancé.

Pour le médecin homœopathiste, je l'ai dit, le quinquina n'est pas le spécifique de la fièvre intermittente; l'arsenic, le sel marin, le cédron, etc., ne sont pas ses succédanés; tous ces médicaments et un grand nombre d'autres sont fébrifuges, c'est-à-dire spécifiques de la forme fébrile à laquelle ils sont homœopathiques. Pour trouver l'indication de leur emploi, il faut donc, avant tout, étudier dans la matière médicale les formes spéciales d'accès intermittents que produisent chacun de ces médicaments; puis vérifier, par l'observation clinique, les résultats de l'expérimentation physiologique. Or, ces études comparatives, plusieurs fois répétées, ont permis d'établir les indications précises des divers médicaments fébrifuges. Ce sont ces indications que je vais exposer d'une manière abrégée, n'ayant nullement la prétention de faire tout au long la thérapeutique des fièvres intermittentes dans ce travail, surtout critique, destiné à rectifier des erreurs et à faciliter à nos adversaires de bonne volonté l'entrée dans la voie de la vérité (1).

Disons d'abord que, dans toute fièvre intermittente, il faut prendre à la fois en considération : 1° les symptômes de l'accès, et, en particulier, la succession et la proportion des stades, le moment et le degré de la soif; 2° l'état pendant l'apyrexie; 3° l'état dyscrasique du malade, par lequel la fièvre peut être dominée et entretenue.

---

(1) Voir pour plus de détails :
Bibliothèque homœopathique de Genève, passim. — *Essai d'une thérapie homœopathique des fièvres intermittentes,* par le docteur de Bœnninghausen, traduit par T. Rapou, 1833. — *Rapport* par le même, traduit par la *Revue homœopathique* d'Avignon, t. IV, n° 6. — F. Espanet, *Clinique homœopathique de Staouëli.* — *Journal de la Société Gallicane de médecine homœopathique,* passim.

Le *quinquina* sera indiqué lorsque la fièvre présentera la forme symptomatique suivante : 1° les trois stades bien distincts; 2° l'accès se montrant plutôt avant midi; 3° absence de soif pendant le frisson; mais soif entre le frisson et la chaleur, qui diminue pendant la chaleur; ou bien soif après la chaleur et pendant la sueur; 4° prodromes de l'accès consistant dans un symptôme accessoire, comme battements de cœur, anxiété, nausées, éternuments, douleur gravative à la tête ou au bas-ventre; 5° pendant l'accès, afflux de sang à la tête avec rougeur et chaleur à la face, et souvent froid au reste du corps.

L'*arsenic* est un moyen capital lorsque : 1° les deux premiers stades sont peu distincts, le froid et la chaleur alternent ou coexistent, la chaleur à l'extérieur et les frissons à l'intérieur, ou quelquefois l'inverse; 2° l'accès débute plutôt l'après-midi et le soir, et se termine dans la nuit ou vers le matin, tantôt sans sueur, tantôt par une sueur qui se montre quelque temps après la chaleur; 3° le début de la fièvre s'accompagne d'un malaise et d'un accablement excessifs avec stupeur, besoin de se coucher, palpitations, bâillements spasmodiques; 4° la chaleur est brûlante, mordicante, et s'accompagne d'une soif inextinguible, d'agitation, d'angoisse, de bourdonnements d'oreilles, de nausées et de vomissements bilieux; 5° pendant l'apyrexie, on constate : membres brisés et comme paralysés, céphalalgie pressive au front, sommeil agité avec rêves effrayants.

La *noix vomique*, la *bryone*, l'*ellébore blanc*, la *coque du Levant*, l'*ipécacuanha*, l'*antimoine cru*, la *pulsatille*, la *camomille*, méritent d'attirer l'attention du praticien toutes les fois qu'une complication gastrico-bilieuse entretient le malaise qui lui est propre dans l'intervalle des accès. Les quatre premiers devront être préférés s'il y a constipation. D'ailleurs, les symptômes différentiels suivants permettent d'établir son choix :

La fièvre de *nux vom.* débute, comme celle de l'*arsenic*, par un mélange et des alternatives de froid et de chaleur.

avec une excessive prostration, soit le matin de très-bonne heure, soit l'après-midi; le malade désire être couvert pendant la chaleur, car autremert il a froid; une céphalalgie intense, des vertiges, une soif très vive, des crampes d'estomac avec nausées et vomissements bilieux, sont des symptômes dominants pendant l'accès.

L'accès de la *bryone* se montre le matin; le froid prédomine; la soif existe pendant le froid et la chaleur; une dyspnée notable l'accompagne.

Un froid excessif avec sensation de chaleur interne, une soif ardente et des vomissements sont les principaux symptômes du *veratrum album*.

On pourra songer à *cocculus* lorsque le malade éprouve, pendant l'apyrexie, des spasmes d'estomac et une constipation opiniâtre.

L'*ipécacuanha* est le plus souvent indiqué avec *china* dans le traitement des fièvres, dans les contrées paludéennes. A Alger, M. le docteur Moor l'emploie presque toujours au début, parce que là, comme je l'ai vu en Sologne, il est rare qu'un embarras gastrique plus ou moins prononcé ne coexiste pas avec la fièvre (1); souvent alors ce médicament guérit complétement; d'autres fois, il la modifie et la laisse telle que *china* et *arsenic* en triomphent facilement. Les symptômes qui assurent le succès de l'*ipécacuanha*, outre ceux de l'embarras gastriques, sont : 1° les nausées et les vomissements, avant, pendant et entre les accès, la langue étant peu chargée ou nette; 2° l'intensité du frisson, qui s'accompagne de peu de soif; 3° une chaleur forte avec soif intense, accablement moral et constriction de la poitrine.

---

(1) Ceci explique les quelques succès obtenus dans ce dernier pays par l'administration d'un émélo-cathartique au début de la fièvre : toutefois, la perturbation produite par ces médicaments est probablement aussi pour quelque chose dans les bons résultats que donne leur emploi.

Dans la fièvre de l'*antimon. crud.*, les symptômes bilieux sont très développés; de plus (phénomène remarquable), le stade de la sueur est intercalé dans celui de la chaleur, cette sueur étant de courte durée et suivie de chaleur sèche et ardente.

La *pulsatille* convient s'il y a : vomissement de mucosités au début du froid, chaleur et soif peu intenses; pendant l'apyrexie, goût amer des aliments et non de la bouche, diarrhée muqueuse. Elle est, de plus, indiquée lorsqu'un écart de régime est la cause d'une récidive.

La *révadille* et la *fève de saint Ignace* sont souvent indiquées dans la fièvre intermittente : la première quand l'accès se montre à heure absolument fixe, sans avancer ni reculer, que le froid domine et que la soif existe seulement entre le froid et la chaleur; quand, pendant l'apyrexie, il y a des frissonnements continuels, de la toux avec dyspnée et douleurs de poitrine ; d'autres fois, comme l'a vu M. le docteur Pétroz, administrée dans la fièvre quarte, elle la ramène au type tierce et en permet la curation par le quinquina. *Ignatia* est appelée par les symptômes suivants : soif pendant le froid et avant la fièvre, nulle pendant la chaleur, qui est seulement externe pendant l'accès ; vertiges, pâleur, douleur à l'occiput, sommeil profond avec ronflement.

Aranea diadema, lorsqu'il y a convulsions, tremblement, soubresauts des tendons, douleurs variées ; les accès viennent à heure fixe et s'accompagnent d'épistaxis.

La *belladone* et l'*opium* devront être employés dans la fièvre offrant une complication cérébrale ; la première surtout en cas de délire ; le second lorsqu'il y a un état comateux avec mouvements convulsifs, suppression des selles et des urines.

Trois médicaments, le *charbon végétal*, le *poivre de Guyenne* et le *sel marin*, viennent surtout rendre de très grands services au praticien homœopathiste dans le traitement des fièvres qui récidivent sans cesse après des doses répétées de *sulfate de quinine.* Les symptômes suivants déterminent nettement les indications de leur emploi :

Carbo vegetabilis. — L'accès est précédé des symptômes suivants : déchirement dans les dents et dans les membres, battements aux tempes, pandiculations, froid aux pieds ; pendant le frisson, soif, teinte bleue des ongles, accablement extrême ; la sueur et la chaleur sont confondues et ne s'accompagnent pas de soif, mais de vertiges avec céphalalgie et rougeur de la face, d'oppression et de douleurs dans tous les membres. D'autres fois, il y a peu de frisson, mais un enrouement caractéristique vers le soir ; la chaleur vient ensuite avec une soif ardente ; mais elle est promptement accompagnée d'une sueur et des symptômes déjà énoncés jusqu'au lendemain matin. Après la fièvre, longue persistance du mal de tête.

Capsicum annuum produit et guérit une fièvre dont le stade de froid est considérable, avec soif vive, salivation, anxiété, céphalalgie, déchirement dans les membres qui se rétractent, gonflement douloureux de la rate ; la soif cesse pendant la chaleur, pour reparaître pendant la sueur ; des tranchées et un ténesme caractéristiques se montrent pendant la chaleur.

Capsicum jamaïcum a été étudié par M. Béchet (d'Avignon) à qui il a valu de beaux succès. Ses principales indications sont les suivantes : fièvre quotidienne ou tierce, avec sensibilité au froid, semblable à celle produite par une éponge imbibée d'eau froide, mais sans véritable refroidissement ; stade de chaleur se confondant avec celui de frisson ; sueur froide, mais prolongée, et quelquefois mêlée de froid, peu de sueur ; pendant l'apyrexie, grande susceptibilité au froid.

Enfin, *natrum muriaticum,* dont nous avons vu les indications si nettement, si *savamment* posées par M. le professeur Piorry, sera employé avec succès par le médecin homœopathe dans les fièvres accompagnées des symptômes suivants : grande faiblesse, teint terreux, ulcération des coins de la bouche; anorexie et goût amer de la bouche, sensation d'un poids à l'épigastre avec sensibilité de cette partie au toucher; douleur à la tête, dans les os des membres et aux reins; la soif existe pendant le froid et la chaleur; le froid s'accompagne de dyspnée, de bâillements et d'une violente envie de dormir; la chaleur, d'une violente céphalalgie (1).

Plusieurs autres médicaments sont indiqués par la matière médicale; mais l'observation clinique n'en a pas assez souvent confirmé la valeur. Un autre médicament dont, au contraire, l'expérimentation physiologiste n'a pas été suffisante, mais dont l'observation clinique a déjà plusieurs fois consigné les bons résultats, ainsi qu'on peut le voir dans la *Clinique de Staouëli*, c'est le *cédron;* nous manquons d'éléments nécessaires pour établir ses indications.

Malgré le traitement homœopathique le mieux dirigé, les récidives sont souvent encore assez fréquentes là su tout où la maladie est endémique: que l'attention des médecins reste donc fixée sur le septième et le quatorzième jour, dans la fièvre quotidienne simple; sur le quatorzième et le vingt-huitième, dans la fièvre tierce ; sur le vingtième et le quarante-deuxième, dans la fièvre quarte; que jusqu'à ces époques le malade ne s'écarte pas du régime sévère et des précautions hygiéniques recommandées, et que, si la fièvre récidive, on répète de suite le remède qui l'avait fait cesser dans son dernier accès. Du reste, je montrerai plus

---

(1) Le docteur Morrosechin a eu l'occasion d'observer que, pendant que règnaient avec une certaine violence le scorbut et la fièvre intermittente dans les provinces transcaucasiennes de la mer Noire, le sulfate de quinine restait sans efficacité. Alors on employa avec avantage le sel marin à la dose de 30 grammes dans l'apyrexie. Des sueurs abondantes se déclarèrent et les malades furent guéris en quelques jours. (*Schmidts Jaheb*, etc.

loin qu'il est souvent possible, en unissant aux soins que je viens d'indiquer l'emploi de certains médicaments, de prévenir ces récidives si fâcheuses.

Il me reste à parler des affections plutôt rémittentes qu'intermittentes qui ont succédé aux fièvres traitées abusivement par le *quinquina*, de ces états cachectiques où l'affection paludéenne est masquée par une véritable intoxication quinique. En pareil cas, il est évident que la première indication est d'administrer les antidotes du quinquina. Or, cet antidote paraît être quelquefois le *quinquina* lui-même; mais le *quinquina dilué*, soit sous forme de globules d'une dilution élevée de *china*, comme M. le docteur Braud m'en a cité un cas, soit de l'*eau de quinquina* préparée, d'après la formule suivante du docteur Espanet : on met une cuillerée de poudre de quinquina tantôt dans un verre, tantôt dans un litre d'eau; on laisse déposer, et l'on boit sans agiter; on ajoute de l'eau une seconde fois, et l'on boit encore; et ainsi quatre fois en deux jours; après quoi l'on met d'autre poudre, et l'on continue de la même manière. Le plus souvent on est obligé d'avoir recours à d'autres antidotes dont les principaux sont : l'*arsenic*, l'*ipécacuanha*, le *charbon végétal*, la *belladone*, la *pulsatille*, le *fer*, l'*élébore blanc;* l'ensemble des symptômes permettra de faire le choix convenable: *sulphur*, *calcarea*, *sepia*, etc., pourront être aussi indiqués. Le plus souvent, toute la maladie cède à l'emploi intelligent et suffisamment continué de ces divers médicaments; d'autres fois, les phénomènes quiniques disparaissent en rendant à la maladie sa physionomie primitive, et l'on oppose ensuite à celle-ci le remède le plus homœopathique.

J'ai montré par quels moyens la méthode de Hahnemann

permettait d'obtenir la guérison des fièvres intermittentes
simples, de leurs diverses formes, de leurs complications,
de leurs transformations variées; j'ajouterai qu'elle permet
de prévenir souvent l'invasion ou le retour de la maladie :
je parle des contrées où la maladie est endémique ou épi-
démique. L'allopathie n'a pas cette prétention; l'observation montre que les moyens hygiéniques les plus sévères
demeurent le plus souvent sans succès. Quant à l'emploi
des médicaments, M. Nepple dit avec raison :« Peut-on se
préserver de la fièvre en usant du fébrifuge? Non, certai-
nement, et l'expérience le prouve bien souvent. » (Chap. 3,
§ IV.) Cette même expérience avait conduit le docteur
Espanet aux mêmes résultats; mais il a changé d'avis depuis que les ressources de l'homœopathie sont venues enri-
chir son bagage thérapeutique. Sa nouvelle expérience lui
a, en effet, permis d'établir les propositions qui suivent :
1° lorsque se manifestent les symptômes d'embarras gastrique, premiers indices de la diathèse paludéenne et précurseurs des accès de fièvre, il en peut prévenir sûrement les
accès avec l'emploi méthodique des médicaments suivants :
ipeca., *china*, *nux vom.*, *pulsat.*, *oleander.*, employés en
globules de la 6ᵉ à la 20ᵉ dilution; 2° lorsque la fièvre, étant
coupée, il reste un certain ensemble symptomatique peu
rassurant qui en fait craindre le retour, on prévient ce retour avec l'eau de quinquina dont j'ai parlé plus haut, ou
avec quelques globules du médicament qui a coupé les accès;
3° lorsque la guérison demeure incomplète et que la fièvre
tend à récidiver, chez des sujets qui ont été ou sont encore
atteints d'affections chroniques variées, maladies de la peau,
du foie, hémorroïdes, etc., l'emploi des remèdes dits anti-
psoriques, doués d'une action si profonde sur la constitution, comme *sulphur*, *calcarea*, *phosphorus*, *carbo vegetabilis*, *natrum muriaticum*, *sepia*, etc., mettront généralement à l'abri de toute récidive.

Plusieurs faits cités par notre honorable confrère viennent à l'appui de ces propositions.

§ IV. — OBSERVATIONS.

Cet exposé thérapeutique de la méthode de Hahnemann, appliquée aux fièvres intermittentes, demande à être appuyé d'observations cliniques ; ces observations existent , et en grand nombre, dans les notes de la plupart d'entre nous, dans les diverses publications homœopathiques, dans l'immense recueil de faits réunis par notre savant collègue, M. Roth, sous le nom de *Clinique homœopathique*, dans nos divers recueils périodiques, et surtout dans l'intéressante *Clinique de Staouëli*. C'est après avoir constaté par un nombre considérable d'observations la sûreté et la rapidité des guérisons dues à l'emploi de la nouvelle méthode, que notre savant collègue de l'Algérie s'exprime ainsi : « Les faits cliniques que j'ai rapportés suffisent pour donner une idée de ces résultats, dont ne s'étonneront pas ceux qui l'ont étudiée expérimentalement; ils sont incomparablement au-dessus des résultats de toute autre méthode; aussi j'ose dire avec la plus profonde conviction que tout médecin qui étudiera suffisamment cette méthode exacte, et qui la mettra à l'épreuve au lit du malade, réussira infailliblement, de manière à s'y attacher par conscience, et que, plus il la connaîtra, plus il en fera cas. J'ose même porter un défi solennel à tout expérimentateur délicat et indépendant de pouvoir infirmer en rien ma proposition. » (*Op. citat.*, p. 198.)

Je renverrai donc à cette savante et consciencieuse *Clinique de Staouëli* les étudiants et les confrères allopathes qui désireront voir la médication homœopathique en action. Toutefois, je demande la permission de donner, en terminant ce travail, quelques observations qui me sont propres. Elles laissent peut-être à désirer pour le praticien qui a vieilli dans notre doctrine, d'autant plus que deux d'entre elles se rapportent aux premiers mois de mes études homœopathiques ; mais comme, en fin de compte,

la maladie était ancienne et opiniâtre, et que la guérison a eu lieu, je pense qu'elle pourront offrir quelque
intérêt.

PREMIÈRE OBSERVATION. — *Fièvre tierce récidivant depuis
treize mois : guérison avec* CARBO VÉGÉTABILIS *et* ARSENIC.
— M. S....., tourneur-sculpteur, rue du Petit-Hurleur,
n° 1, âgé de vingt-huit ans, blond, d'un tempérament lym-
phatico-sanguin, jouissait habituellement d'une bonne santé
et n'avait jamais eu gale, dartres ni syphilis. A Paris, depuis cinq mois seulement, et habitant auparavant les bords
du Rhin, en Allemagne, il fut affecté, pendant les huit derniers mois de son séjour dans ce pays, d'une fièvre intermittente que l'on combattit avec des doses répétées de
sulfate de quinine, sans pouvoir obtenir plus de quelques
jours de répit avant le retour de nouveaux accès. Arrivé à
Paris, il se crut guéri de la fièvre pendant trois mois; mais,
dans les deux mois suivants, trois fois les accès reparurent
avec la forme tierce; leur cours fut arrêté chaque fois par
le sulfate de quinine à la dose de 60 à 75 centigr. par jour.
Moi-même, appelé au dernier accès, je le coupai avec le
même médicament, et, depuis douze jours qu'il était coupé,
je lui faisais prendre chaque jour quelques gouttes de la
liqueur arsénicale de Pearson. Or, depuis plusieurs mois,
dans les intervalles des accès, il éprouvait d'une manière
de plus en plus marquée les accidents suivants : Inquiétudes et tiraillements dans les membres supérieurs et inférieurs pendant la nuit; vertige, surtout après avoir mangé;
chaleur continuelle à la tête avec rougeur de la face, sentiment de faiblesse générale plus marquée le matin au réveil. La liqueur de Pearson, employée pendant quinze
jours, ne diminua nullement ces accidents et n'empêcha
pas le retour des accès de fièvre, qui, le 30 avril et le
1ᵉʳ mai 1850, se manifestèrent de la manière suivante :

A neuf heures du matin, bâillements, pandiculations,
battements dans la tête, froid aux pieds excessif. A dix
heures, frisson considérable avec teinte bleue des extré-

mités des doigts, accablement extrême, soif très-vive, élancements dans la tête, impossibilité de supporter aucun
bruit, douleur au creux de l'estomac comme s'il allait
perdre connaissance, élancements et grande sensibilité à la
pression dans la région splénique, douleurs de tiraillements
dans tous les membres de la racine aux extrémités, impossibilité de se coucher sur le côté droit, jamais de nausées
ni de vomissements. A onze heures, disparition de la soif
en même temps que l'arrivée d'une chaleur ardente avec
congestion de la face, douleur dans tout le crâne comme
s'il était brisé, persistance des douleurs à la région splénique, à l'épigastre et dans les membres. Vers trois ou quatre heures de l'après-midi, la chaleur diminue et disparaît
sans être suivie de sueur ; mais la tête reste brisée, et une
courbature générale ne permet pas au malade de quitter
son lit. La palpation et la percussion pratiquées sur la région splénique, permettent de constater un gonflement
considérable de la rate.

Je commençais l'étude de l'homœopathie et je me trou-
vai d'abord très embarrassé pour appliquer le *simile* à cette
fièvre qui résistait à l'emploi du *sulfate de quinine* et de
l'arsenic en nature. Un examen attentif des symptômes et
leur comparaison avec la matière médicale, me firent
promptement comprendre l'insuccès de ces médicaments.
A l'ensemble des symptômes, en même temps qu'à l'abus
du quinquina, répondaient surtout *carb. veget.*, *capsic.*,
natr. mur.; parmi eux, je choisis *carb. veg.*, qui me parut
mieux indiqué par les phénomènes précurseurs de l'accès
et par l'excessive courbature qui les suivait. C'est pourquoi je prescrivis, le 1er mars, *carbo veget.* 10e dilution,
une goutte dans trois paquets de sucre de lait, dont le malade prit deux paquets le soir même, et le troisième le lendemain matin. Le 3, jour où l'on attend la fièvre, elle ne
vient pas ; la figure est meilleure, le teint moins jaune, la
courbature bien diminuée ; les deux phénomènes qui per-
sistent sont : 1o Une douleur pongitive et lancinaute à la

région splénique, laquelle se manifeste surtout par la pression, la marche, les mouvements expiratoires ; 2° des tiraillements et des inquiétudes dans les membres aussitôt qu'il est couché, pendant une heure environ. (*Carbo veget.* 5ᵉ, deux gouttes dans cent vingt grammes d'eau, deux cuillerées matin et soir). Le 6, symptômes précurseurs des accès ; battements dans les tempes, pandiculations, froid aux pieds, bouche amère. (*Carbo veget.* 10ᵉ, une goutte à prendre en trois fois, d'ici à demain matin.) Le 10, le 11 et le 12, léger frisson qui n'est pas accompagné des douleurs habituelles aux régions épigastrique et splénique, ni dans les membres, ni suivi de chaleur. (Même médicament.) Le 13 et le 14, pas de frisson, mais grande courbature avec pieds froids et bouche amère ; le matin, au réveil, constipation et sortie de quelques hémorroïdes douloureuses. (*Nux vom.* 10ᵉ, une goutte dans cent vingt-cinq grammes d'eau, une cuillerée matin et soir.) Le 16, le malade est frais, se sent plus dispos et a de l'appétit ; sa constipation a diminué, mais les hémorroïdes sont douloureuses au point de l'obliger à se coucher. Le 21, l'amélioration a continué ; sans m'en parler, le malade, qui est sur le point de contracter mariage, a fait un voyage de trois jours, et, hier, il a eu l'imprudence de faire quatre lieues à pied. (*Nux vom.* 20ᵉ, deux gouttes dans soixante grammes d'eau, une cuillerée par jour.) Le lendemain, à une heure de l'après-midi, frisson léger avec soif, suivi d'un peu de chaleur. — Ce retour de la fièvre est-il le résultat du voyage ou du médicament qui n'était plus indiqué ? Je prescris *sacch. lact.* L'accès ne reparaît pas ; seulement, le malade ressent toujours une assez grande fatigue, surtout le matin et quand il commence à marcher : il est pâle, éprouve de l'oppression en montant, souffre encore un peu de constipation et d'hémorroïdes ; je reviens à *carbo veget.* 10ᵉ, une goutte dans cent grammes d'eau, une cuillerée matin et soir. Le 4 juin, même faiblesse et oppression ; la constipation et les hémorroïdes ont disparu, mais il y a de la soif

et de vives douleurs lancinantes dans l'estomac. Je soupçonne que cette affection gastralgique a été causée par le
carbo veget., et je prescris comme antidote, *arsen. alb.* 30ᵉ,
une goutte dans cent vingt grammes d'eau, une cuillerée
toutes les trois heures. Le lendemain, le malade vient me
dire que, après chaque cuillerée du dernier médicament,
les douleurs augmentaient au point qu'il a dû cesser après
la troisième. Ce matin, ces douleurs ont beaucoup diminué : seulement, l'épigastre est sensible au toucher.

Évidemment, l'arsenic avait produit une aggravation,
mais qui promettait d'être salutaire ; en effet, je prescris
sacc. lact. et la douleur disparaît promptement. Depuis
lors, la fièvre n'est pas revenue, non plus que les tiraillements dans les membres, cette courbature et divers autres
symptômes qui subsistaient dans l'intervalle des accès
coupés par le sulfate de quinine et qui augmentaient d'intensité après chaque nouvel accès. Deux mois après, son
mariage a eu lieu, et, quatre mois plus tard, il est parti
pour la Californie, jouissant toujours de la plus parfaite
santé.

D**EUXIÈME** **OBSERVATION**. — *Fièvre intermittente quotidienne récente : guérison par Carbo vegetabilis.* — M. X...,
âgé de trente-deux ans, agriculteur, habitant le départe-
ment du Cher, maigre, d'une constitution affaiblie et d'un
tempérament très nerveux, a eu une vie autrefois dissipée,
plusieurs affections aiguës graves, la syphilis, la fièvre intermittente pendant plusieurs mois, il y a environ dix ans ;
il est sujet aussi à de fréquentes amygdalites. Depuis la
révolution de février, il a éprouvé de vifs chagrins et perdu
une belle fortune ; toutefois, voici deux ans qu'il habite la
campagne et qu'il a vu sa santé se raffermir ; mais, à Paris
depuis six semaines, il a rompu avec la régularité de ses
habitudes, il a beaucoup fumé, et surtout il a éprouvé de
grandes fatigues physiques avec de vives émotions morales.
Sous ces influences, M. X... s'est maintenu à Paris dans un

état de surexcitation nerveuse continuelle ; il a eu inci-
demment, il y a un mois, une amygdalite intense.

Le 10 janvier 1852, M. X..., que je vois vers cinq heures
du soir, me dit que, depuis quelques jours, il rentre de ses
courses à cette même heure, très courbaturé, avec chaleur
fébrile, soif, inappétence. Je constate, en effet, l'existence
de la fièvre, et il m'accuse une douleur assez vive dans le
côté gauche du thorax. Le temps était très froid ; je soupçonne une affection rhumatoïde, suite de refroidissement :
je prescris *aconit.* et le repos. Malgré ma recommandation,
le malade continue à sortir les deux jours suivants. Le 13
janvier, il se décide à garder le lit ; mais croyant à un rhumatisme et déjà disposé à la transpiration, il l'excite encore en se couvrant d'une manière excessive et se trouve
considérablement affaibli. Alors la fièvre est continue, avec
redoublement tous les après-midi, céphalalgie intense,
douleurs dans tous les membres, épistaxis répétés, prostration, insomnie et agitation la nuit. Tel est son état pendant trois jours, du 13 au 16 : je crains une fièvre typhoïde
et prescris *bryon.;* mais je le trouve, le lendemain matin,
sans fièvre, ayant un peu d'appétit et souffrant seulement
de pesanteur de tête ; et, à partir de ce jour, la maladie
prend franchement une forme intermittente, caractérisée
par les symptômes que je vais décrire.

Vers trois heures de l'après-midi, malaise général avec frissonnements dans le dos, besoin de se coucher, céphalalgie
intense, sensation de brûlement au larynx et enrouement ;
une fois dans le lit il devient brûlant, il est oppressé, demande à boire à chaque instant, et ces divers symptômes,
— chaleur fébrile, soif, céphalalgie, oppression, — augmentent d'intensité jusqu'à dix ou onze heures du soir où
ils acquièrent leur plus haut degré. A deux heures du matin, une sueur abondante succède à la chaleur, l'agitation
fait place au sommeil, et, en quelques heures, il mouille
deux chemises. De six heures du matin à trois heures de
l'après-midi, il est sans fièvre, calme, conserve seulement

un peu de lourdeur de tête, de faiblesse, de soif et d'inappétence. Notons, en outre, l'existence de mouchements de sang répétés et de quelques épistaxis, surtout le soir, de deux à quatre selles diarrhéiques, séreuses, par jour, d'un point névralgique très douloureux à la région occipitale. La faiblesse du malade, l'influence possible, antécédente, du miasme paludéen dont il avait déjà été affecté et qui règne toujours dans le pays qu'il habite, m'engagèrent à administrer d'abord, pendant trois jours, du 17 au 20 janvier, *china* 6*, deux gouttes dans cent cinquante grammes d'eau, trois cuillerées par jour. Le 20, rien n'était changé : je prescris, du 21 au 25, *ars. alb.* 12e, et je n'obtiens qu'un peu de diminution de la chaleur fébrile. Le 26, considérant la faiblesse croissante, l'heure de la crise, son prélude par brûlement au larynx et enrouement, la céphalalgie occipitale, l'abondance de la sueur, les mouchements de sang continuels, je crus devoir administrer *carbo veget.* 6*, une goutte dans du sucre de lait, en six paquets, trois par jour. Dès le lendemain, 27, tous les symptômes sont notablement diminués ; le même médicament est continué à la même dose. Le 28, le 29, la fièvre commence seulement dans la soirée avec des symptômes beaucoup plus légers. Dès onze heures du soir, le malade s'endort et sa transpiration est beaucoup moins abondante ; l'appétit revient, la diarrhée et les mouchements de sang ont complétement cessé. Le 30, c'est à peine s'il y a un léger retour, vers dix heures du soir, d'une chaleur anormale suivie de moiteur; toutes les fonctions s'opèrent très régulièrement. Huit jours après, le malade quitte Paris en très bonne santé.

TROISIÈME OBSERVATION. — *Fièvre double quotidienne, récidive, insuccès du sulfate de quinine : guérison par Ipéca et Arsenic.* — François X..., âgé de trente-deux ans, né en Savoie, garçon de magasin chez un négociant de mes clients, rue du Mail, 24, a eu deux fois la fièvre intermittente, dans les environs de Turin, il y a huit ans, et à Paris, il y a trois ans ; il en est resté affecté pendant trois mois à la première invasion de la maladie, et pendant dix mois à la seconde. La première, comme la seconde fois, le sulfate de quinine éloignait seulement les accès, et il ne put obtenir guérison qu'en retournant dans son pays. Le 7 avril 1851, sans cause connue, François est pris de coliques et de diarrhées, et, dès le lendemain, survient une fièvre qui revient régulièrement chaque jour à la même heure ; un médecin lui fait prendre un éméto-cathartique, dont les effets primitifs sont extrêmement violents, puis deux doses de sulfate de quinine, sans qu'aucune modification se soit opérée dans son état jusqu'au 17.

La fièvre est double quotidienne et se montre avec la forme suivante : vers une heure de l'après-midi, l'accès débute par une céphalalgie intense, occupant l'occiput jusqu'à la nuque, avec soif, courbature générale, frissons qui courent dans le dos, sans tremblement; cet état se maintient à peu près le même jusqu'à neuf ou dix heures du soir qu'il se couche ; alors la chaleur devient brûlante avec soif plus vive jusqu'à minuit, qu'il goûte un peu de sommeil; mais, vers deux heures du matin, il est éveillé par des frissons qui sont suivis de chaleur sèche, jusqu'à sept heures environ. La sueur manque complétement. De sept heures à une ou deux heures de l'aprèsmidi, il est seulement fatigué; toutefois, il a perdu l'appétit, la soif est continue, la bouche amère le matin, la langue chargée, le goût fort altéré, les selles rares et difficiles. Je le vois, à trois heures de l'après-midi, chez moi ; il éprouve, dit-il, de légers frissons; mais je constate que sa face est animée, son pouls plein, à 95. Je prescris d'abord, en considérant l'état gastrique, *ipeca* 1re, trois gouttes dans cent cinquante grammes d'eau, une cuillerée matin et soir.

Le 21, le malade se présente à moi, à trois heures, sans frisson, et je ne constate pas de fréquence dans le pouls ; il m'annonce que, depuis deux jours, il ressent très peu de frissons le jour et beaucoup moins de chaleur la nuit ; il dort mieux, l'appétit est meilleur, et il trouve aux aliments leur saveur naturelle ; vers deux heures du matin, il est toujours éveillé par la fièvre, mais c'est de la chaleur non précédée de frissons ; la soif est la même et la bouche toujours amère. (Même prescription.) Le 27, le malade éprouve seulement dans le jour une certaine sensibilité au froid, sans frissons ; quant à la chaleur, il la sent venir, mais légère, avec la soif, à diverses reprises, vers le milieu de la nuit, pendant une heure environ, le matin quand il s'éveille, pendant une demi-heure, et, dans la journée, entre deux et sept heures ; il se sent, du reste, beaucoup plus fort et a assez bon appétit ; mais hier et avant-hier, il a eu des coliques et de la diarrhée. (N'est-ce pas l'effet d'*ipeca*?) Le malade prend *met. alb.* 2 glob, 2 glob. de la 12ᵉ, dans cent grammes d'eau, une cuillerée le matin, à jeun. Le 4 mai, il n'y a plus ni chaleur, ni sensibilité au froid, ni soif ; mais la bouche reste amère, et le malade se sent fatigué pour peu qu'il marche. (*China* 5ᵉ, une goutte dans cent vingt-cinq grammes d'eau, une cuillerée matin et soir.) Le 11, très bon appétit, la bouche n'est plus amère, les forces sont bien revenues ; il se plaint, depuis trois jours, de soif, le matin au réveil jusqu'à neuf heures. Ce symptôme cède à *met. alb.* 1/12ᵉ, une cuillerée matin et soir ; et, depuis lors, ce garçon, que je vois fort souvent, n'a ressenti aucune atteinte de cette maladie, pour laquelle il s'apprêtait à retourner une troisième fois dans son pays.

QUATRIÈME OBSERVATION. — *Fièvre quotidienne récente ; guérison immédiate par Arsenic.* — M. F..., concierge, rue d'Enghien, me consulte, le 17 octobre 1855, pour des accès de fièvre intermittente qui sont survenus, il y a quinze jours, à la suite d'une longue marche (neuf lieues à pied) ; il était alors à la campagne, et n'est arrivé que depuis trois jours à Paris.

Fièvre quotidienne : à quatre heures de l'après-midi, frisson peu violent, que remplace, en moins d'une heure, une chaleur ardente jusqu'à dix heures ; alors sueur abon dante pendant toute la nuit. La soif dure tout le temps, plus marquée pendant la chaleur. Douleur de tête, et surtout serrement crampoïde au creux de l'estomac pendant les deux premiers stades.

Dans l'apyrexie, tête lourde, inappétence, bouche très amère, pression épigastrique, renvois à vide, constipation.

Le 17 octobre, *Nux vomica* 30°, une goutte dans dix cuillerées d'eau, deux par jour.

Le 19, pas de changement (*metall. album* 24ᵉ), 8 globules dans six cuillerées d'eau, à prendre en trois fois, après l'accès, matin et soir.

Le 21, accès coupés, sommeil assez bon et sans sueur ; même inappétence et pression épigastrique. (Même potion, trois cuillerées par jour.)

Le 24, la fièvre demeure coupée ; en raison de la persistance des symptômes gastriques, *antimonium* 12ᵉ, 3 globules en une fois, puis *arsenic* 24ᵉ, 5 globules dans huit cuillerées d'eau, 3 cuillerées par jour.

Le 2 novembre, diarrhée avec chaleur au bas-ventre, à l'anus et à la verge. (*Phosphorus* 6/24ᵉ, dans dix cuillerées d'eau, trois par jour.)

Le 8, il est guéri ; mais qu'on n'oublie pas : 1° que la fièvre avait été coupée dès la première dose d'arsenic 24ᵉ, et que 2° la guérison ne peut être attribuée au changement d'air, le malade ayant eu cinq accès, un chaque jour, depuis son retour.

Un mois plus tard, le 1ᵉʳ décembre, le malade, à la suite de nouvelles fatigues, est repris d'accès débutant vers trois heures de l'après-midi, accompagné de brisement général et de céphalalgie ; ce frisson dure de trois à quatre heures, et est suivi d'un peu de chaleur, mais sans sueur. La nuit, il urine abondamment, et ne se plaint que de bouche amère. (*Arsenic, alb.* 30ᵉ, gutt. 1 en deux doses ; chaque dose à prendre en trois fois dans les vingt-quatre heures.)

Le 6 décembre, le malade m'annonce que ses accès ont

diminué chaque jour ; il n'éprouve plus qu'un léger malaise, et a repris ses occupations. (*Idem* 24ᵉ, 10 globules, une globule matin et soir.)

CINQUIÈME OBSERVATION. — *Fièvre quarte ; insuccès du sulfate de quinine ; guérison par Arsenic 10ᵉ et 24ᵉ, sans récidive.* — Nous retrouvons ici à peu près les mêmes remarques à faire que pour le cas qui précède ; notons en même temps la circonstance aggravante de l'âge du sujet.

M. G..., âgé de soixante-quinze ans, demeurant à Buzançais (Indre), d'une belle apparence de santé malgré sa vieillesse, a pris dans la Brenne, il y a dix-huit mois, une fièvre intermittente qui, tierce au début, fut promptement coupée, dès le troisième accès, avec le sulfate de quinine.

Depuis cette époque, la fièvre a reparu très souvent sous la forme quarte ; le sulfate de quinine l'arrête toujours, mais pour quelques semaines seulement, et il suffit de la cause la plus légère, comme un petit refroidissement, pour la faire reparaître. Coupée, il y a sept semaines, pour la dernière fois, elle a reparu, le 6 mai, à la suite d'un refroidissement.

L'accès est léger : il se montre, vers quatre heures du matin par un léger frisson sans soif ; la chaleur survient promptement, assez prolongée, mais modérée et sans soif, accompagnée seulement de mal de tête ; la sueur lui succède avec peu de durée. Bien dans l'apyrexie, sauf fièvre lente et un peu d'inappétence. Le malade me fait part de sa position par lettre, le 13 mars 1857, mais avec renseignements insuffisants ; je lui envoie *china*, 5ᵉ dilut., gutt. 1 en trois doses, à prendre de deux en deux jours.

Le 20 mars, même état. (*Arsenic alb.*, 10ᵉ dil , gutt. 3 en six doses, une par jour en trois fois.)

Le 31, on m'annonce que, après le premier accès qui a été minime, les suivants ont manqué, et l'urine a offert un dépôt rouge-brique semblable à celui qui se montrait quand la fièvre était coupée avec le sulfate de quinine.

L'état général est redevenu excellent. (*Arsenic alb.*, 30ᵉ dil., une goutte dans douze cuillerées d'eau, deux par jour pendant trois jours, puis une seule les jours suivants.)

La guérison a été définitive, ainsi que me l'a répété plusieurs fois M. G..., qui correspondait avec moi pour un autre malade.

SIXIÈME OBSERVATION.—*Intoxication paludéenne et quinique. Ipéca, bellad. et arsenic.*—Henri S..., âgé de trente et un ans, journalier à Coupevray, près Lagny (Seine-et-Marne), a été atteint, il y a neuf ans, de fièvre intermittente, en même temps qu'une grande partie des habitants du pays, au moment où l'on creusa le canal qui le traverse actuellement. Cette fièvre, quotidienne d'abord, devint quarte ; on la coupait avec du sulfate de quinine, mais elle revenait une ou deux semaines après. Au bout d'une année environ, les accès réguliers disparurent pour faire place à un état maladif permanent, qui a toujours continué en s'aggravant jusqu'à ce moment, malgré ou peut-être à cause de l'emploi répété du quinine, sous une multitude de formes et de combinaisons.

Le 30 septembre 1850, ce malheureux vint me trouver pour chercher dans l'homœopathie un soulagement aux souffrances que tous les traitements antérieurs paraissent avoir plutôt aggravées que diminuées. Il est très amaigri, son teint est jaune paille, son aspect cachectique ; il éprouve les symptômes suivants : fatigue générale, agitation continuelle, vertiges, tête lourde, bourdonnements et sifflements d'oreille; pression sur le sternum, douleurs vagues comme un engourdissement dans les diverses parties du corps, et quelquefois tiraillements dans tous les membres; battements par tout le corps, dans le tronc et dans les membres ; soif vive, nausées. Toutes ces souffrances sont plus marquées en été qu'en hiver ; elles augmentent si le malade prend du vin pur ou du café, et régulièrement l'après-midi et le soir, deux heures après les deux principaux repas, sans que les digestions soient altérées ; tantôt l'une de ces souffrances prédomine, tantôt l'autre ; les nausées sout le symptôme le plus constant. Ajoutons à cela de l'inappétence, un peu d'œdème des membres inférieurs, un sommeil très agité et presque nul, avec besoin continuel de se retourner dans le lit, la chute des cheveux, on aura à peu près le tableau complet de l'état de Henri S... Je dois ajouter que je n'ai rien constaté du côté de la rate, et que le malade a eu la gale un an avant d'avoir la fièvre

Je prescris, le 30 septembre, *ipéca.* 2ᵉ dilution, deux gouttes, dans cent vingt-cinq grammes d'eau, à prendre par cuillerées à bouche, matin et soir. Le 5 octobre, le malade a bien meilleur appétit et éprouve beaucoup moins de nausées. Une seconde dose d'*ipéca.* 5ᵉ dilution, maintient cette amélioration sans l'augmenter. Le 13 octobre, *sulph.* 10ᵉ deux gouttes, à prendre en deux fois, à cinq jours d'intervalle : aucun changement. Le 20, *pulsat.* 5ᵉ, deux gouttes, à prendre en trois fois, tous les jours, enlèvent la dyspnée ; mais le malade souffre beaucoup des membres. Le 3 novembre, après l'usage de la *bellad.*, six globules, 24ᵉ, dans cent vingt-cinq grammes d'eau, une cuillerée par jour, le malade vient me trouver très satisfait ; il n'a plus ni maux de cœur ni oppression, il souffre beaucoup moins des membres, son sommeil est meilleur, son teint plus vif ; il n'éprouve plus les aggravations deux heures après le repas ; les sifflements d'oreilles, les vertiges et les battements par tout le corps sont à peu près les mêmes. *Carb. veget.* 10ᵉ, une goutte, diminue ces derniers symptômes ; mais le 24, la soif, les nausées, les douleurs des membres reparaissent un peu, surtout après le repas. Je prescris alors *met. alb.*, quatre globules, 24ᵉ dilution, dans cent grammes d'eau, à prendre par cuillerées à café au moment de chaque apparition. Ce médicament diminue considérablement les symptômes. Le 1ᵉʳ et le 11 décembre, deux autres potions contenant chacune trois globules de la même dilution d'*arsenic*, procurent une guérison complète ; le malade engraisse, son teint s'est sensiblement modifié, il n'éprouve plus aucune souffrance, ses forces ont pris un notable accroissement.

On reconnaît dans cette observation, comme dans la première, le débutant en homœopathie ; il est probable que j'ai perdu quelque temps en administrant *sulph.*, *pulsat.*, *bellad.* et *carb. veget.*, et que l'*arsenic* donné au malade après *ipeca.* eût procuré une plus prompte guérison.

P. S. **Des fièvres intermittentes pernicieuses**.

Dans le cours de la discussion qui a suivi la lecture de ce travail à la Société homœopathique , un de mes collègues m'a reproché , avec quelque raison , je l'avoue, de n'avoir pas abordé la question des fièvres intermittentes pernicieuses. Mon excuse fut dans ceci : que les éléments m'avaient manqué pour la traiter. On sait, en effet, combien sont, heureusement, rares en France et surtout à Paris, ces graves maladies, et la littérature homœopathique ne m'en a pas fourni d'observations, sauf deux , qui se trouvent dans la clinique de Staouëli. J'ai compris, toutefois, que cette lacune était fâcheuse et qu'elle pouvait être interprétée contre notre doctrine, attendu qu'il est généralement reçu, parmi les médecins de l'ancienne école , que le sulfate de quinine à haute dose, aidé de la saignée et de quelques autres moyens dits *accessoires*, triomple *facilement* de cette terrible forme de l'affection paludéenne.

J'ai voulu d'abord m'assurer si le pronostic, eu égard à l'admirable efficacité du traitement , devenait réellement aussi peu fâcheux ; or, voici ce qu'on lit dans l'ouvrage de M. Maillot, *Recherches sur les Fièvres intermittentes du nord de l'Afrique*, p. 277 : « Je ne sais comment a pu s'établir l'opinion que les fièvres intermittentes pernicieuses sont facilement curables et que l'art les maîtrise presque toujours à coup sûr. Mais depuis que Lautter a dit que, dans ces maladies, le médecin est l'arbitre de la mort et de la vie, on a traité fort légèrement le pronostic de ces affections, et l'on n'hésite pas à proclamer que leur traitement est le triomphe de la médecine. Sans doute, il est beau d'arracher à une mort imminente un homme frappé d'accès pernicieux ; mais, trompé par l'éclat même de semblables succès, on en a exagéré le nombre à son insu ; on s'est laissé entraîner par son enthousiasme, et l'on n'a plus cru à la possibilité d'un revers. Mais, à cet entraînement que nous avons nous-même partagé, à cette exaltation que nous aimerions à partager encore, opposons la sévère impartialité des chiffres :

» Sur 886 fièvres pernicicieuses observées en 1818 et 1819, dans les hôpitaux de Rome, et traitées par les saignées, le calomel et le sulfate de quinine, on indique 545 guérisons, et, par conséquent, 341 morts ; sur 581 fièvres intermittentes, M. Nepple en a eu 14 pernicieuses, dont 6 mortelles. Pour ma part, voici ce que j'ai observé : Sur 186 accès dont j'ai tenu note, parmi ceux qui se sont présentés dans mes salles, du 1er juin 1834 au 1er mai 1835, j'ai eu 38 morts, 1 sur 5 à peu près. » On voit que les résultats obtenus par M. Maillot sont bien supérieurs à ceux des auteurs qu'il cite ; mais tels qu'ils sont et dépouillés de détails sur les phénomènes consécutifs, ils démontrent la vérité des affirmations de ce médecin sur la gravité de cette maladie.

D'autre part, ouvrant la *Clinique de Staouëli*, je lis en tête du chapitre relatif aux accès graves ou pernicieux : « Autrefois je disais : « Lamentable sujet ! qui dit accès » *pernicieux* dit accès *mortel.* » (*Journal des Connaissances médico-chirurgicales*, novembre 1849.) » Et plus loin : « Dans le traitement de ces accès graves, M. Boudin, par son silence, laisse conclure à l'emploi de l'arsenic. Je ne puis m'empêcher de dire que ce serait assumer sur moi une affreuse responsabilité que de conseiller un remède unique pour toutes les formes d'accès graves, quand même ce remède serait l'arsenic, surtout quand on a vu *échouer le quinquina à toutes les doses et sous toutes les formes.* »

Ainsi, bien édifié sur le pronostic très grave de ces affections, même avec le traitement par la saignée et les doses massives du sulfate de quinine, j'ai pensé que, pour savoir quelque chose d'un peu positif sur les résultats comparés de ce traitement et de la méthode homœopathique, je ne pouvais mieux m'adresser qu'à notre confrère distingué de Staouëli, alors médecin de la Trappe de Mortagne (Orne). Notre excellent collègue, accablé par la pratique, et qui arrachait, disait-il, bien des heures à un sommeil nécessaire, pour rédiger ses observations à grands traits, s'est empressé de répondre aux diverses questions que je lui ai adressées.

« Livré à moi-même, dit-il en commençant sa lettre, pour l'application de la grande loi des semblables au traitement des cas les plus continus, les plus graves, les plus pernicieux, j'ai dû être réservé et me contenter de poser quelques jalons..... Nos adversaires, qui, en robe de chambre et entre une bourse et un journal, nous accusent de n'être pas plus ferrés sur la thérapeutique de quelques affections graves, voudraient nous faire croire que la faute en est à nous; il est des questions de pratique qui ne seront éclairées et résolues que quand on nous donnera des hôpitaux et un enseignement officiel. Pourquoi nous le refuse-t-on ? »

Voici maintenant les diverses questions que je lui ai adressées et la substance des réponses qu'il y a faites :

1º Le sulfate de quinine à doses massives guérit-il le plus souvent la fièvre intermittente pernicieuse ? Ce que j'ai cité plus haut de la *Clinique de Staouëli* répondait déjà à cette question. Notre collègue ajoute : « On sauve, à la vérité, *quelques* malades *en perturbant* et en donnant jusqu'à *huit grammes de quinine massive* en un seul jour ; mais quelle convalescence ! on a de vraies affections quiniques à traiter : les nerfs, le cerveau, le tube intestinal, sont particulièrement lésés. »

2° Quand le sulfate de quinine guérit à doses massives, paraît-il agir comme remède homœopathique ou comme moyen perturbateur? On trouve alors, répond-il, les deux effets : effet homœopathique quant à la cause paludéenne, effet perturbateur par les révulsions sur le tube intestinal et sur tout le système nerveux ; mais il est convaincu que ces doses massives agissent moins contre l'élément paludéen que comme moyen de perturbation.

3° La matière médicale et la méthode homœopathique fournissent-elles des moyens de guérir plus souvent que les doses élevées de sulfate de quinine en nature? Le docteur Espanet n'hésite pas à faire une réponse affirmative, parce que, d'une part, la matière médicale nous offre des médicaments qui couvrent assez exactement les symptômes des accès, et que, d'autre part, la méthode hahnemanienne nous fournit les moyens d'administrer le remède antipaludéen et antipériodique sous la forme la plus apte à guérir le mieux et sans inconvénient. Il a observé, en Afrique, deux sortes d'accès pernicieux avec des variétés nombreuses ; les premiers revêtent la forme de l'encéphalite avec grand déploiement de réaction, vascularisation de la périphérie, délire, congestion, etc.; les seconds revêtent une forme plus grave peut-être : d'abord simple surexcitation nerveuse avec concentration et dépression des forces ; la réaction n'arrive que pendant le coma pour étouffer malade et maladie. A la première espèce conviennent : *aconit.* et *bellad.*; à la seconde : *ars.*, *camph.*, *veratr.*, mais surtout *op.* A la fin de l'accès, notre collègue administre le sulfate de quinine comme le médicament qui combat le mieux et à la fois l'élément paludéen et la périodicité ; il ne le donne pas en nature, mais il ne donne pas non plus de dilutions élevées ; il admet que, dans ces cas, l'organisme est *saturé* par le principe morbifique de la même manière qu'il l'est dans la syphilis récente, et il s'explique ainsi la nécessité d'opposer, à une infection aussi complète, des médicaments à doses pondérables, mais parfaitement divisés; il emploie donc sa *poudre quinique*, dont *un gramme* contient, nous le savons, *cinq centigrammes de sulfate de quinine*. Le dernier accès pernicieux qu'il a traité, en 1851, l'a été par cinq et huit grammes de cette poudre, après avoir donné *camph.* au début, *veratr.*, puis *op.*, en plein et complet coma, et il a réussi.

Je remercie publiquement ici le savant auteur de cette communication ; comme lui, nous regrettons tous vivement que l'absence d'hôpitaux ne permette pas au médecin homœopathiste de résoudre la question du traitement des fièvres pernicieuses, en l'appuyant sur l'observation d'un grand nombre de faits ; mais il n'en est pas moins vrai que le petit nombre de ceux qu'il a eus à traiter ont pu être rationnellement guéris en suivant la méthode de Hahnemann, et que les résultats accusent ici, comme dans la thérapeutique des fièvres intermittentes simples, la supériorité de la méthode homœopathique.

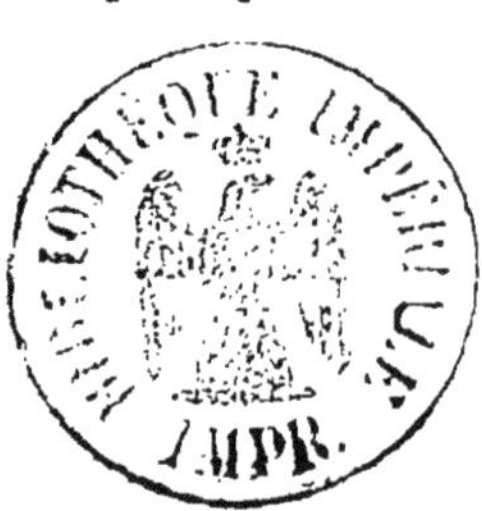

FIN.

Paris.—Typographie d'Emile Allard, r. d'Enghien, 14.